PUBLICATIONS DU *PROGRÈS MÉDICAL*

PROPOSITION

D'UN

NOUVEL EMBRYOTOME RACHIDIEN

AVEC TREIZE EXPÉRIENCES A L'APPUI

PAR

Le Dr B. NARICH

(DE SMYRNE)

Ancien élève de la Clinique d'accouchement et de Gynécologie de Paris
Médaille de bronze de l'Assistance publique.

Quatre Figures dans le texte

PARIS

AUX BUREAUX DU
PROGRÈS MÉDICAL
14, rue des Carmes, 14.

E. LECROSNIER et BABE
ÉDITEURS
Place de l'École-de-Médecine.

1889

PROPOSITION

D'UN

NOUVEL EMBRYOTOME RACHIDIEN

AVEC TREIZE EXPÉRIENCES A L'APPUI

AUTRES PUBLICATIONS DU D^r B· NARICH

Expériences avec le crânioclaste dans les bassins très rétrécis et proposition d'un nouveau procédé de crânioclasie. Thèse de doctorat (100 pages, 4 planches, 14 figures). Paris : Doin 1882.

Mémoire à propos d'une opération de céphalotripsie sans broiement chez une femme à bassin oblique-ovalaire, avec quelques expériences cadavériques. Suivi d'une petite modification dans le crânioclaste (46 pages; 5 planches, 14 figures). Paris : Delahaye et Lecrosnier, 1882.

Lettre concernant mon procédé de crânioclasie, adressée à M. Budin. — *Progrès médical*, numéro du 5 septembre 1885.

PUBLICATIONS DU *PROGRÈS MÉDICAL*

PROPOSITION

D'UN

NOUVEL EMBRYOTOME RACHIDIEN

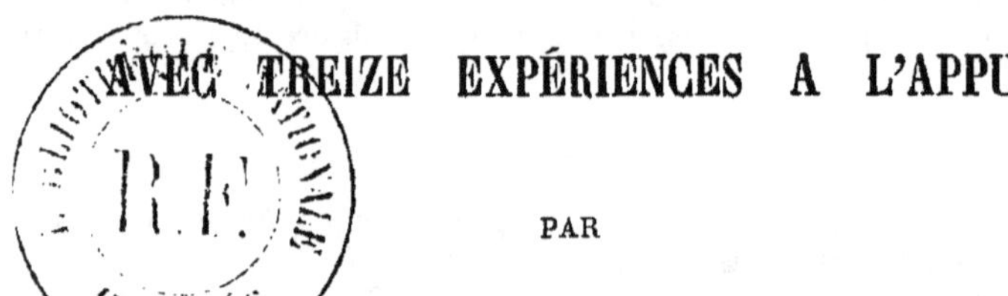

AVEC TREIZE EXPÉRIENCES A L'APPUI

PAR

Le Dʳ B. NARICH

(DE SMYRNE)

Ancien élève de la Clinique d'accouchement et de Gynécologie de Paris
Médaille de bronze de l'Assistance publique.

Quatre Figures dans le texte

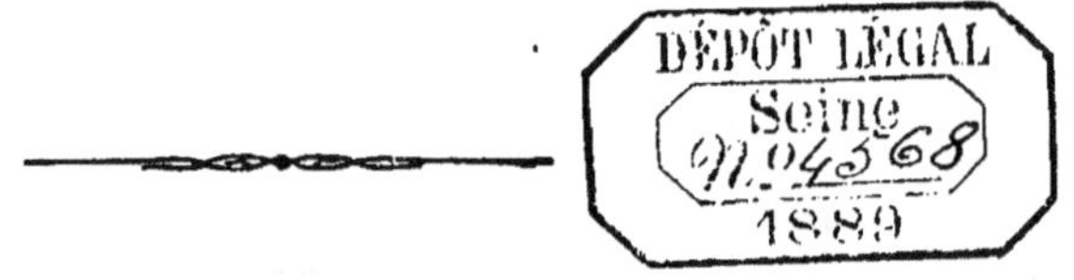

PARIS

AUX BUREAUX DU
PROGRÈS MÉDICAL
14, rue des Carmes, 14.

E. LECROSNIER et BABE
ÉDITEURS
Place de l'École-de-Médecine.

1889

A

MON EXCELLENT AMI

M. Octave MAGGIAR (de Paris)

Ami des Sciences et du Progrès.

———

A

M. Paul MICHAUT

Professeur de Sciences.

Excellent souvenir de ma préparation, à Paris,

aux baccalauréats ès lettres et ès sciences

(1874-1876).

PROPOSITION

D'UN

NOUVEL EMBRYOTOME RACHIDIEN

AVEC TREIZE EXPÉRIENCES A L'APPUI

Avant d'exposer ce travail, je dois adresser à mon ancien maître, M. Budin, professeur agrégé, accoucheur de la Charité et membre de l'Académie de médecine, mes plus sincères remerciements pour les paroles encourageantes qu'il m'a dites lorsque je lui soumettais les dessins de mon embryotome ; pour l'honneur qu'il m'a fait de déposer, pour moi, à l'Académie, dans sa séance du 4 juin, un pli concernant cet instrument, et pour l'empressement avec lequel il me fit ouvrir l'Ecole pratique de la Faculté, où l'on mit à ma disposition un mannequin et des fœtus pour l'exécution de mes expériences. M. Budin m'a fait en outre l'honneur d'assister à deux expériences, dont il a bien voulu en exécuter une lui-même. Après une absence de sept années, loin du grand foyer scientifique de Paris, j'ai retrouvé, chez ce savant maître de l'école obstétricale moderne, le même zèle qu'il a toujours mis à aider et à encourager les travailleurs. Ce n'est pas là le moindre de ses titres à l'estime de ses élèves.

Je dois aussi à mon savant maître, M. Ribemont-Dessaignes, l'expression de toute ma sympathie. M. Ribemont, quoique lui-même père d'un embryotome, a daigné, avec une impartialité que l'on voit rarement de nos jours, examiner mon idée, la discuter avec moi sur des dessins et m'encourager à la mettre à exécution. Quoique mon embryotome pense pouvoir offrir quelques avantages sur les instruments qui l'ont précédé, l'auteur en serait trop heureux s'il le voyait un jour prendre place à côté de celui de son maître et ami.

Ce serait commettre un oubli que de ne pas remercier vivement M. Collin, le fabricant et l'inventeur si connu du monde chirurgical, pour l'amabilité avec laquelle il a surveillé la fabrication de cet instrument, lequel, malgré sa simplicité, a offert quelques-unes de ces difficultés de construction que l'ouvrier français, sous l'inspiration du maître, peut toujours surmonter.

Je diviserai ce mémoire en quatre chapitres intitulés : 1º Objections que je crois pouvoir faire à quelques anciens embryotomes; — 2º Description du nouvel instrument; — 3º Manuel opératoire; — 4º Description des expériences et conclusions.

CHAPITRE I. — OBJECTIONS A QUELQUES ANCIENS EMBRYOTOMES. — Le nouvel instrument sur lequel je me permets d'attirer la bienveillante attention de mes maîtres de Paris, appartient à la classe des embryotomes à ficelle-scie. On sait que, dans les instruments de cette catégorie, le crochet est destiné à passer une des extrémités de la ficelle par-dessus le cou, mais on sait aussi qu'il ne peut jamais à lui tout seul pousser la ficelle au delà d'un certain point pour compléter ce temps de l'opération. L'œuvre n'est donc faite qu'à moitié par le crochet.

Ces instruments sont : 1º Le crochet mousse et perforé du professeur Pajot, qui a le premier appliqué à l'obstétrique la sercission de Boyer, ou section au moyen de la ficelle (1); — 2º L'embryotome de Thomas, qui comprend

____

(1) Pajot. — *Travaux d'obstétrique et de gynécologie*, p. 161.

comme crochet celui de Braun modifié (1). — 3° Le procédé de G. Kidd, de Dublin, dans lequel une sonde et un mandrin recourbés font fonction de crochet. — 4° L'embryotome rachidien de Ribemont-Dessaignes, qui comprend également un crochet (2).

Mais, comme je l'ai dit en commençant, avec le crochet de ces instruments, dont le dernier surtout est des plus ingénieux, la ficelle arrive et s'arrête à mi-chemin. Aussi, pour obvier à cet inconvénient et rendre possible le passage complet de la ficelle, les auteurs que je viens de citer ont-ils été obligés d'imaginer et d'ajouter à leurs embryotomes *des accessoires* qui permettent de saisir et de ramener jusqu'à la vulve l'extrémité supérieure de la ficelle-scie. Voici quels sont ces accessoires et les objections que l'on peut leur opposer :

1° La *balle de plomb* dans l'appareil de Pajot, à laquelle il faut ajouter, comme inconvénient, *la main* de l'opérateur qui doit toujours tâtonner pour trouver, saisir la balle et ramener la ficelle. — Dans ses remarquables leçons de clinique obstétricale, que tous les travailleurs d'aujourd'hui doivent avoir entre les mains pour y puiser de bonnes idées, M. Budin dit à ce sujet... « le procédé de la balle de plomb est souvent malaisé à mettre en pratique. Il se peut, en effet, que la balle demeure retenue entre le fœtus et les parois utérines et que la main qui va à sa rencontre ait grand'peine à la saisir (3) ».

2° La longue *tige métallique* de l'appareil de Thomas avec laquelle on doit plus ou moins tâtonner, pour accrocher et tirer en bas la boucle ou l'anneau auquel est fixée la ficelle, tige dont on doit surtout se servir quand *la main* de l'opérateur ne réussit pas à introduire un doigt dans la

---

(1) Thomas, — *L'embryotomie dans les présentations de l'épaule*, thèse de doctorat, 1879.
(2) Ribemont.— *Annales de gynécologie*. Mai, 1887.
(3) Budin. —*Leçons de clinique obstétricale*, 1889. Edit. Doin. Article *Embryotomie*.

boucle. Par conséquent, ce moyen n'échappe pas aux objections faites à la balle de plomb.

3° La même critique peut s'appliquer à la *sonde à mandrin* du procédé de Kidd, de Dublin. En effet il a fallu d'abord créer cette sonde à mandrin uniquement dans le but de passer la ficelle par-dessus le cou. Il en résulte que l'appareil, qui réclame aussi un protecteur pour les parties molles, se trouve être plus compliqué. En second lieu, le bec de la sonde peut très bien butter de ci et de là dans les organes maternels, d'où nécessité de tâtonner avec *la main* pour le diriger.

4° Enfin dans l'embryotome si ingénieux de Ribemont je dois citer, comme accessoire de l'appareil, *l'anneau et le ressort* d'acier que *la main* de l'opérateur doit aller chercher pour l'accrocher et amener ainsi la ficelle jusqu'à la vulve.

Parmi les embryotomes que je viens de citer, il y en a qui, à part l'objection que je leur fais d'avoir des accessoires spécialement destinés à compléter le passage de la ficelle, sont aussi passibles des remarques suivantes :

a). — Ainsi, dans l'appareil de Pajot, les organes maternels, comme on l'a dit avec raison, ne sont pas toujours facilement ni sûrement protégés dans leurs régions profondes au moyen du spéculum protecteur. Je pense, en outre, qu'en appliquant dans ce cas non pas la ficelle simple mais la ficelle-scie, celle-ci serait entravée dans son fonctionnement, car *elle râperait* les bords de l'orifice supérieur du spéculum sur lesquels elle doit se réfléchir presque à angle droit.

b). — Avec l'embryotome de Thomas, les organes de la mère sont sans doute bien mieux protégés pendant l'opération, mais l'appareil partage, avec celui de Pajot et celui de Kidd, l'objection de posséder un protecteur faisant pièce à part et compliquant ainsi l'instrument. — D'un autre côté, tandis que l'embryotome de Pajot compte deux pièces seulement, crochet à balle et spéculum, celui de Thomas en compte trois, crochet à boucle, tube protecteur et tige crochue.

c). — L'embryotome de Ribemont, quoiqu'il possède comme celui de Thomas trois pièces, a sur ce dernier un avantage sérieux. Ainsi, tandis que Thomas, de même que Pajot, possède un crochet qui, après le passage de la ficelle, doit être tout à fait retiré des organes pour y laisser passer la pièce protectrice, le crochet de Ribemont, une fois mis en place pour l'introduction de la ficelle, doit y rester jusqu'à la fin de l'opération car il fait en même temps partie du système protecteur.

Pour revenir à la question du *passage de la ficelle* et la résumer en quelques mots, nous dirons que les auteurs cités plus haut, pour assurer le succès de ce temps opératoire, ont dû inventer et ajouter à leurs embryotomes les accessoires cités : balle, tige, sonde, ressort, et que, malgré ces dispositions ingénieuses, la main de l'opérateur doit souvent tâtonner pour saisir la ficelle et la ramener à la vulve. Cela fait que les instruments sont plus compliqués et leur manuel opératoire augmenté d'un temps spécial. Par conséquent la difficulté de passer la ficelle, difficulté dont on a tant parlé dans les livres et dans les leçons orales, a semblé jusqu'ici plus ou moins diminuée, mais en réalité elle n'a jamais été complètement écartée.

Ces réflexions étant faites, je me suis demandé s'il n'était pas possible, dans un nouvel embryotome, de trouver le moyen d'écarter complètement les difficultés en question, et en même temps de supprimer tout à fait les accessoires des autres instruments, afin d'obtenir un embryotome beaucoup plus simple et de rendre l'opération moins longue et moins compliquée. C'était poursuivre un double but.

A moins que je ne sois aveuglé par les illusions de la paternité, je crois être arrivé à quelque résultat. On verra en outre que, grâce à la disposition donnée à l'instrument, j'ai pu obtenir dans mes expériences d'autres résultats auxquels je ne visais pas dès le principe. Ainsi, tandis que les embryotomes des auteurs cités dans ce travail ne s'appliquent que sur le cou du fœtus, le nôtre, a pu aussi être appliqué avec succès sur toutes les régions du tronc. Dans le chapitre qui suit je donne la description du nouvel instrument et de son manuel opératoire, laissant à mes maîtres de porter un jugement définitif.

CHAPITRE II. — DESCRIPTION DE L'INSTRUMENT. — Cet embryotome comprend : 1° Un crochet métallique tubulé renfermant à son sommet une petite poulie. C'est la pre-

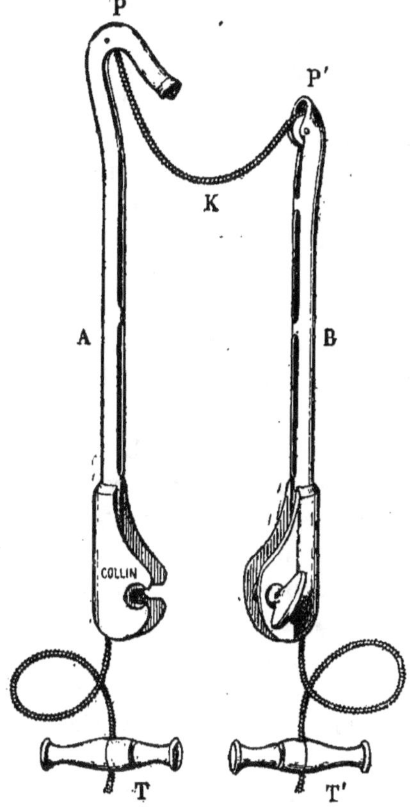

Fig. 1.

mière branche de l'instrument. — 2° Une tige métallique tubulée, presque droite, renfermant également à son

sommet une petite poulie. C'est la second [branche. —
3° Une ficelle-scie. — Nous allons décrire en détail chacune de ces pièces.

a). — *Première branche, ou crochet tubulé.* — Cette branche (*A fig.* 1) est constituée d'un tube d'acier, rectiligne dans la plus grande partie dé son étendue mais offrant à sa partie supérieure, d'abord une légère courbure dont la concavité, après application, doit regarder la branche opposée, et ensuite une seconde courbure très prononcée qui constitue le crochet de l'instrumeut.

L'écartement entre le bec du crochet et la tige est de 3 centim. et 7 millim., de sorte que la courbure n'est pas aussi petite, aussi aiguë que dans l'embryotome de Braun, de Vienne, ni aussi étendue que dans celui de Ribemont. Une courbure trop aiguë ne lui permettrait pas de saisir quelque chose de plus que le cou, et si elle était trop étendue l'application, dans quelques cas, en serait trop difficile et même impossible.

Du côté de la concavité du crochet cette branche offre, dans toute sa longueur, une série de trois fentes longitudinales, ou fenêtres, assez larges, destinées à rendre l'instrument plus léger, et à faciliter en même temps le nettoyage du tube.

Le long de la portion recourbée du crochet, la fenêtre offre un rétrécissement assez prononcé (R — *fig.* 2) destiné, comme nous le verrons bientôt, à assurer la section totale des parties molles.

Cependant tout près du bec, la fenêtre, qui se confond en ce point avec l'orifice supérieur du tube, s'élargit brusquement afin de permettre à la ficelle, qui montera de bas en haut pendant l'opération, de s'engager sûrement dans la cavité du crochet et de ne pas s'égarer sur les parties latérales.

L'extrémité du crochet, au lieu de regarder directement en bas, est légèrement relevée de manière à laisser glisser sous sa concavité les petites parcelles de parties molles qui pourraient échapper à la saisie. Tout à fait au sommet de la convexité du crochet se trouve un orifice longitudinal (O — *fig.* 2), destiné à faciliter l'introduction de la ficelle dans le tube.

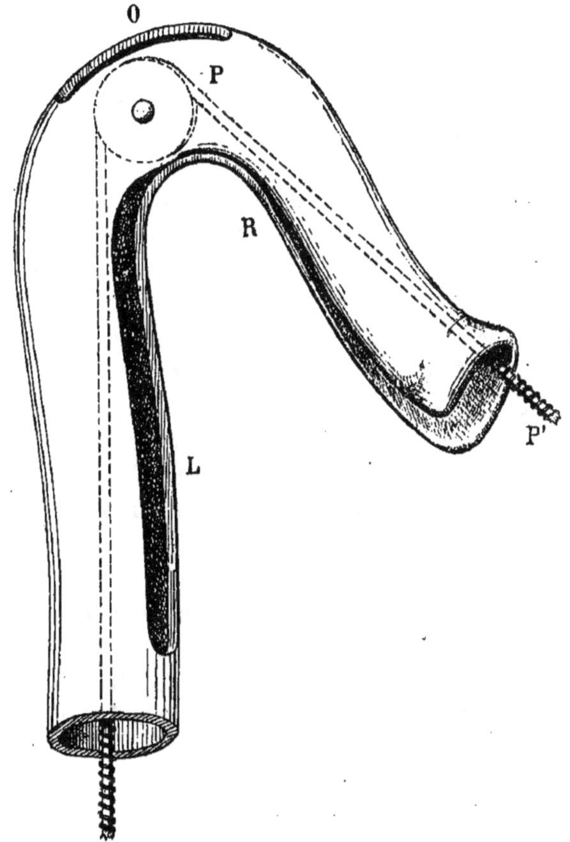

Fig. 2.

Dans la cavité du crochet, juste au-dessous de cet orifice, est logée une poulie en acier, très solide, (P — *fig.* 1 et 2) sur la face supérieure de laquelle marchera la ficelle-scie pendant l'opération. La ficelle ne subira pas de frottement le long des parois internes du tube, car le point où siège la poulie a été choisi de manière à éviter cet inconvénient.

A l'extrémité inférieure de cette branche se trouve le manche qui ne comprend aucune pièce de bois. Deux ailerons métalliques surajoutés en cet endroit au tube, donnent à celui-ci plus de largeur pour permettre à la main de bien saisir, et servent en même temps à l'articulation de l'instrument. Il existe sur chaque aileron une encoche (*fig.* 1) destinée à recevoir le pivot du manche opposé.

La longueur totale de cette branche est de 37 cent. 1/2. Le diamètre interne du tube mesure 7 millim. ; il subit un léger agrandissement le long du crochet. Les fenêtres sont larges de 5 millim., celle du crochet offre d'abord une portion très large de 8 millim. (L. *fig.* 2) et une portion rétrécie R. de 4 millimètres.

b). — *Seconde branche.* — Egalement constituée d'un tube d'acier (B — *fig.* 1), cette branche ne présente à son extrémité supérieure qu'une seule et légère courbure opposée à celles du crochet. Elle est droite dans le reste de son étendue, de telle sorte qu'après leur articulation les deux branches de l'embryotome se trouvent parallèlement situées dans leur portion rectiligne.

Un peu au-dessous de son extrémité supérieure, qui est garnie d'un bourrelet et taillée en biseau comme le bec du crochet, se trouve logée la seconde poulie de l'instrument (P'— *fig.* 1). De même que dans l'autre branche, la ficelle-scie, pendant l'opération, marchera sur la face supérieure de cette poulie.

La face interne de cette branche offre, comme la première, une série de trois fentes longitudinales ou fenêtres, dont la supérieure se confond avec l'orifice supérieur du tube. A l'extrémité inférieure de celui-ci se trouvent deux ailerons métalliques assez rapprochés pour pouvoir glisser entre les ailerons de la première branche. Le pivot à vis qui les traverse de part en part doit se loger dans les encoches déjà décrites au manche du crochet. Ce pivot est destiné à consolider l'articulation.

La longueur de cette branche est de 34 centimètres. La largeur des fenêtres et le diamètre interne du tube sont les mêmes que dans la branche crochue. — Les poulies, au niveau de leur gorge, ont un diamètre de 7 millimètres. — Les deux branches de l'instrument mises ensemble pèsent seulement 470 grammes.

c). — *Ficelle-scie.* — La ficelle-scie n'est autre que celle de l'appareil du Dr Thomas, c'est-à-dire une ficelle de fouet bis, sur laquelle s'enroule en spirales rapprochées un fil de fer recuit et assez mince.

Il découle de la description de l'instrument faite ci-dessus, que cet embyrotome doit être armé de la ficelle *avant son introduction* dans les organes de la mère. La figure 1 montre l'instrument chargé et prêt à être appliqué.

Pour passer la ficelle prenez-en l'un des bouts, traversez la partie rétrécie de la fenêtre du crochet (R — *fig.* 2) sortez par l'orifice O qui domine la poulie, rentrez dans le tube par le même orifice et poussez la ficelle jusqu'à ce qu'elle sorte par l'ouverture inférieure de la branche. En ce moment vous fixerez le bout sortant de la ficelle sur la tige de bois (T — *fig.* 1) qui sert de poignée. — De même l'autre bout de la ficelle doit être introduit par-dessus la poulie de la seconde branche et fixé également sur sa tige de bois T'.

De la sorte, la ficelle-scie, qui rend les deux branches solidaires, forme entre elles *une anse à concavité dirigée en haut* (K — *fig.* 1) destinée à embrasser le fœtus par en bas et à produire une section ascendante.

Vers la fin de l'opération l'anse de la ficelle, pénétrant *dans la cavité* même du crochet à travers la portion rétrécie de la fenêtre, viendra se tendre et se placer en ligne droite entre les deux poulies, comme le montre le pointillé PP' de la figure 2. Cette disposition assure la section totale de la région saisie. — Le crochet de cet embryotome joue par conséquent le double rôle de fixer le fœtus par en haut, et d'en compléter la section.

CHAPITRE III. — MANUEL OPÉRATOIRE. — Les deux

branches de l'embryotome étant armées de la ficelle avant
l'opération, comme nous venons de le voir, et l'anse de-
vant embrasser par en bas la région à sectionner, il s'en-
suit que le manuel opératoire est simplifié d'un temps et
que la difficulté de passer la ficelle par-dessus le fœtus,
est complétement écartée. Nous allons décrire la manière
de se servir de l'instrument en supposant que nous ayons à
l'appliquer sur le cou du fœtus. Nous ferons suivre cette
description de quelques remarques concernant son application sur le tronc.

PREMIER TEMPS. — *Introduction des branches. — Première branche ou crochet.* — Saisissez-la par les ailerons.
Avec l'autre main tendez la ficelle intermédiaire le long
de la face extérieure du tube et, par un tour fixez-la sur
le manche ou sur le point qui vous convient le mieux. —
L'autre branche reste suspendue en l'air ou bien elle est
confiée à un aide qui la tient aussi loin de l'opérateur que
le permet la longueur de la ficelle. — Une main, qui ser-
vira de guide, ira comme d'ordinaire embrasser le cou par
en bas. — Le crochet est dirigé à plat le long de la face antérieure de ce bras. — Quand les doigts de la main-guide
jugent que le bec du crochet est assez élevé, on lui imprime un demi-tour de manière à lui faire enjamber le
cou ; alors on tire en bas pour accrocher celui-ci et le bien
fixer.

Seconde branche. — Dégagez du manche du crochet la
ficelle intermédiaire que vous y aviez fixée et que l'aide
doit maintenant tenir légèrement tendue pour faire glisser
vers vous la seconde branche. Continuez à pousser celle-ci
dans les organes génitaux le long de la ficelle qui vous
sert de guide. — Arrivé à une petite distance du cou vous
recommandez à l'aide d'abandonner la ficelle et vous diri-
gez le sommet de la branche vers le point où se trouve *le
bec* du crochet. L'anse qui sectionnera le cou de bas en
haut se trouve ainsi formée et placée d'elle-même au des-
sous du fœtus.

Deuxième temps. — *Articulation.* — Les manches une fois arrivés au même niveau, on les rapproche tout à fait pour emboîter les quatre ailerons et glisser le pivot dans les encoches du crochet. On fixe le tout en serrant la vis. — En ce moment, les extrémités supérieures de l'embryotome sont au contact et le cou se trouve emprisonné entre l'anse et le crochet, comme le montre la *figure* 3.

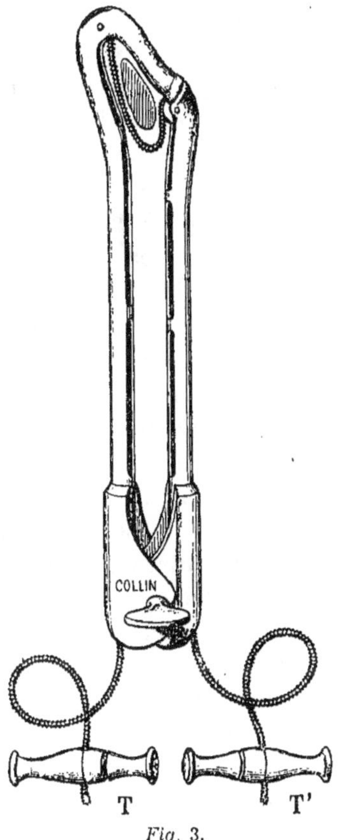

Fig. 3.

Troisième temps. — *Décollation.* — L'aide fixe l'instrument d'une main. L'accoucheur saisit par les tiges de bois les extrémités de la ficelle (T T' *fig.* 3) et imprime à celle-ci des mouvements de va-et-viens étendus et rapides. Le cou est ainsi sectionné assez vite, souvent en quelques secondes. Une sensation de frottement métallique à vide indique que la section est terminée. On retire l'instrument sans le désarticuler et l'on procède successivement à l'extraction de la tête et du tronc.

Application de l'instrument sur le tronc. — Deux circonstances peuvent se présenter, comme nous le verrons, du reste, dans le chapitre des expériences :

1º *Le cou est très élevé et difficilement accessible.* Dans ces cas le crochet se mettra à cheval sur la région susclaviculaire ou bien sur la région deltoïdienne située en haut. — La seconde branche doit se placer le long du creux axillaire du côté opposé, laissant hors de sa prise le bras procident. Ce bras doit, par conséquent, avant l'introduction du tube, être écarté de manière à *faire bâiller* le creux axillaire. — Il résulte de cette façon d'appliquer l'embryotome que la partie supérieure du thorax est sectionnée en écharpe, comme le montre la *figure* 4, et que le bras procident reste attaché au segment de la tête, tandis que le bras supérieur reste sur le tronc.

2º *Le cou échappe totalement au crochet.* L'accoucheur est ici forcé de renoncer à la section oblique en écharpe du thorax pour attaquer directement le tronc. L'application de l'instrument n'offre rien de particulier à noter si ce n'est que l'on doit tâcher de bien faire mordre le crochet sur la région saisie. Par exemple, s'il est appliqué en arrière du fœtus dont nous supposerons le nombril en haut, le manche devra être poussé contre le périnée afin que le bec du crochet puisse se porter en avant contre l'addomen.

Comme dans les deux catégories de cas dont je viens de parler la région interposée aux branches dépasse en étendue la capacité du crochet, on peut légitimement supposer que le fœtus fuira de bas en haut sous l'action de la ficelle. Mais les expériences ont répondu contre cette objection que je m'étais faite moi-même. En effet, dans aucune d'elles le fœtus ne s'est échappé par la partie supérieure, car, à mesure que la section se produisait, les branches se rapprochaient pour arriver jusqu'au contact. C'est bien ce que M. Budin lui-même a voulu voir, et c'est ce qu'il a constaté dans l'expérience XIII, à laquelle il assistait et dans laquelle aucune pression ne fixait le fœtus par en haut, pas même celle des parois abdominales qui avaient été laissées ouvertes pour suivre de l'œil l'action de l'instrument.

Une autre question se présente ici. Le tronc du fœtus est-il totalement sectionné dès la première application? Oui. Du moins c'est ce qui eut lieu dans les applications que j'ai faites sur le thorax. Et cela à cause peut-être de la roideur des parois thoraciques qui, ne changeant pas de forme, ne laissent aucune partie de leur surface faire bourrelet saillant en dehors des branches qui se rapprochent graduellement.

Tandis que dans les applications faites sur le tronc au niveau de l'abdomen du fœtus, deux fois (expériences XII et XIII) une partie des parois abdominales échappa à l'action de la ficelle. C'est que le crochet, étant comme enfoncé dans l'abdomen qu'il comprime, peut permettre à celui-ci, qui est mou et mobile, de former un bourrelet qui restera en dehors des branches et échappera de la sorte à la section. Dans les deux expériences citées, une *seconde application* a été faite pour compléter, très facilement du reste, la séparation en deux du fœtus. Mais, pour l'extraction de ce dernier, la seconde application n'était pas indispensable, vu que la plus grande partie du tronc, et surtout la colonne vertébrale avaient été complétement sectionnées à la première.

CHAPITRE IV. — EXPÉRIENCES. — En concevant l'idée de cet embryotome, je ne visais tout d'abord que les cas de présentation de l'épaule où le cou du fœtus est facilement accessible. Mais, en expérimentation, et surtout quand on tient entre les mains un instrument qu'on vient d'imaginer, on est toujours tenté de faire plus afin de mieux se convaincre que l'on peut moins. C'est pourquoi j'ai aussi appliqué le procédé dans des cas autres que ceux que je viens de citer, et, pour la précision des recherches et la clarté dans l'exposition des faits, je ne pouvais mieux faire qu'adopter l'excellente classification que mon maître, M. Budin, a donnée dans l'article *embryotomie* de ses leçons déjà citées. Cette classification se résume ainsi : 1º Cas où le cou du fœtus est facilement accessible ; 2º cas où le cou est difficilement accessible ; 3º et cas où il échappe complètement à la main et aux instruments. — Par conséquent, en suivant exactement cette division clinique, j'ai fait des expériences : 1º dans des cas où le cou étant aisément accessible, l'embryotome le saisit et le sectionne facilement ; 2º dans des cas où le cou ne pouvant être atteint qu'avec difficulté, l'embryotome en effleure plus ou moins la racine et empiète largement sur le sommet du thorax qu'il sectionne obliquement en écharpe ; 3º dans des cas où, le cou échappant totalement à la main et à l'instrument, on doit attaquer le tronc même du fœtus.

Nous allons successivement exposer, en groupes séparés, ces trois catégories d'expériences.

A. — PREMIER GROUPE D'EXPÉRIENCES
Cou facilement accessible.

Je dois mentionner en quelques mots l'unique expérience, très imparfaite il est vrai, que j'ai faite à Smyrne. Je dis imparfaite, car Smyrne est loin d'offrir les éléments nécessaires aux recherches scientifiques de ce genre.

Au moyen de tiges, de petites poulies et d'une vraie ficelle-scie, j'ai pu simuler plus ou moins l'embryotome projeté et, fixant sur l'anse de la ficelle le cou durci et résistant d'un fœtus à terme conservé depuis deux ans dans l'alcool, j'ai pu en pratiquer facilement la section. De la sorte, j'avais la preuve qu'une ficelle qui se réfléchit sur deux poulies pour former entre celles-ci une anse à concavité supérieure, peut très bien scier de bas en haut le cou du fœtus.

Cependant, dans cette expérience, la section du cou n'était pas tout à fait complète. Les parties molles par lesquelles avait commencé la section étaient complètement sciées ; la colonne vertébrale était de même facilement et totalement sectionnée. Mais, lorsque l'anse de la ficelle se tendit en ligne droite entre les deux poulies, il restait au-dessus une bonne partie de parties molles intactes, sur lesquelles l'anse de cet embryotome improvisé ne mordait pas. Ce fut là un des obstacles que je rencontrai contre la réalisation de mon idée, obstacle que j'ai pu vaincre en donnant au crochet une cavité, et aux lèvres de la fente la disposition décrite en détail dans le deuxième chapitre.

Passons maintenant aux expériences faites à Paris. Pour les exécuter, je me suis servi du mannequin de l'Ecole pratique, dans lequel le sacrum est mobile pour retrécir le bassin à volonté, et les parois abdominales imitées d'une façon très ingénieuse (1). Ces parois, outre qu'elles exercent une certaine pression sur le fœtus, permettent d'opérer à couvert, de manière à éviter au regard de suivre les phases de l'opération.

Expérience I. — Fœtus pesant 1,620 grammes. Bassin normal. Epaule à gauche, dos en avant. Procidence du bras droit sur lequel j'applique un lacs pour l'écarter vers la cuisse droite.

Premier temps. — L'embryotome est déjà armé de la ficelle-scie. Une main dirige le crochet à plat le long de la face antérieure du bras guide qui tient le cou. Le bec du crochet regarde à gauche. Je passe en avant du fœtus. Quand les doigts jugent que le bec de l'instrument a dépassé la région cervicale, je lui imprime un demi-tour en arrière pour enjamber le cou, et en tirant en bas j'accroche solidement ce dernier. Je glisse la sonde branche en arrière, le long de la ficelle-scie légèrement tendue par l'aide. A une petite distance du cou, je fais

---

(1) Pour plus de détails voir le livre intéressant du C^r Crouzat intitulé : *Manœuvres et opérations obstétricales à l'Amphithéâtre*, 1889.

relâcher la ficelle et, par la progression du tube, l'anse se forme d'elle-même au-dessous de la région à sectionner.

Deuxième temps. — Je mets exactement les manches au même niveau, j'emboîte les ailerons et je tourne le pas de vis. Les portions rectilignes de l'instrument se trouvent ainsi parallèlement situées ; les deux branches sont en contact par leur extrémité supérieure, et le cou se trouve complètement emprisonné eutre le crochet et l'anse.

Troisième temps. — L'aide fixe d'une main l'appareil. La première impulsion est facilement donnée à la ficelle-scie et la section est complète en dix secondes. Je retire l'instrument sans désarticuler et j'extrais successivement les deux fragments fœtaux complètement séparés. La ficelle-scie n'a subi aucune altération.

EXPÉRIENCE II. — Fœtus pesant 3,170 grammes, bien développé et d'une forte ossature. Bassin normal. Epaule à gauche, dos en arrière. Procidence du bras gauche qu'un lacs écarte vers la cuisse droite.

Premier temps. — Le crochet dirigé en arrière saisit le cou. La seconde branche est glissée derrière le pubis. L'anse de la ficelle est formée d'elle-même sous la région cervicale.

Deuxième temps. — En articulant, je sens qu'une parcelle de peau, interposée entre les becs, empêche ceux-ci de se mettre en contact immédiat ; ce que je vérifie en ouvrant momentanément l'abdomen. Cependant cela n'empêchera pas le succès de l'opération.

Troisième temps. — J'éprouve quelque difficulté à donner à la ficelle la première impulsion, mais dès qu'elle se met en mouvement elle se casse aux premiers va-et-viens. Je désarticule l'appareil, j'arme l'instrument d'une ficelle-scie plus grosse, je le réapplique de la même façon et je puis pratiquer la section totale du cou en 30 secondes.

Réflexions. — La seconde ficelle étant plus forte a bien réussi à pratiquer la section. Quant à la première ficelle qui s'est cassée, j'attribue cela non tant à sa minceur et au volume du fœtus, qu'à une imperfection d'une des poulies. En effet, contrairement à mes indications sur les dessins, l'ouvrier a mis, dans la branche non crochue, une poulie d'un diamètre excessivement petit. On comprend sans peine que sur une poulie si étroite, une ficelle-scie mince et tendue par un cou très développé se réfléchit

sous un angle tellement aigu, qu'elle [s'altère et se casse
pendant la manœuvre.

Après quelques expériences faites avec la même poulie,
celle-ci a été modifiée et les résultats ont été très satis-
faisants.

EXPÉRIENCE III.— Fœtus bien développé pesant 3,150 grammes. Bassin normal. Epaule à droite, dos en avant. Procidence
du bras gauche écarté vers la cuisse gauche.

Premier temps. — Le crochet se dirige bien en arrière et
un peu à droite. La seconde branche est glissée en avant du
fœtus pour former l'anse.

Deuxième temps. — L'articulation se fait sans difficulté.
Une parcelle de peau est mordue par le bec des branches.
Cela n'empêchera pas la section d'être complète.

Troisième temps. — La ficelle-scie, à cause de la minceur
de la poulie défectueuse que je n'ai pas encore modifiée, hésite
d'abord à se mettre en marche, mais une fois la première
impulsion donnée, la section se fait en dix secondes.

EXPÉRIENCE IV. — Fœtus pesant 1,280 grammes. Epaule à
droite, dos en arrière. Procidence du bras droit écarté à gauche par un lacs. Le fœtus étant petit, je rends l'expérience
difficile en donnant au bassin un diamètre antéro-postérieur
minimum de *quatre centimètres*. L'aide exerce une certaine
pression à travers les parois abdominales.

Premier temps.— La main gauche, gênée à cause du rétrécissement du bassin, arrive avec peine à embrasser le cou ;
cependant elle le saisit assez pour guider le crochet. Celui-ci
est glissé lentement en arrière du fœtus, le bec regardant à
gauche du bassin. Mais le thorax l'empêche de progresser
sans violence. Je retire le crochet et le réintroduis encore en
arrière, mais cette fois en dirigeant le bec vers le côté droit du
bassin, *côté où se trouve la tête fœtale.* De cette façon le bec
s'engage dans la gouttière qui sépare la tête du thorax et y
progresse moins difficilement, mais bientôt les doigts le per-
dent et ne le guident plus. Malgré cela, je continue à le remonter doucement, tout en imprimant à la branche de petits
mouvements sur son axe, afin de juger du moment où le bec,
dépassant l'obstacle, aura la place voulue pour tourner et
enjamber le cou, c'est ce qui a été fait. La seconde branche,
poussée avec précaution, est, relativement à la première, très
facilement introduite entre le cou et le pubis.

Deuxième temps. — Je m'aperçois que je fais une mauvaise articulation. En effet, grâce au grand rétrécissement, le pubis a forcé la seconde branche à cheminer sous le bec même du crochet et d'avancer sous son arcade. J'aurais pu commencer la section dans ces conditions, mais craignant d'échouer ou de fausser l'instrument, je retire la seconde branche seulement et j'ai recours au moyen suivant :

Je pousse légèrement de bas en haut le crochet, sans toutefois l'éloigner trop du cou ; et, par un petit mouvement de rotation, j'en dirige le bec le plus possible à droite du bassin. Cela me permet d'incliner la seconde branche du même côté, c'est-à-dire à droite, et d'éviter en quelque sorte *le joug* du pubis. J'obtiens ainsi une parfaite articulation, avec cette différence qu'au lieu d'avoir les branches l'une en avant et l'autre en arrière (ce qui était impossible vu que le bassin n'a que 4 centimètres), elles se trouvent situées dans la direction du diamètre oblique droit.

Troisième temps. — La ficelle se met facilement en mouvement et la section se fait en quelques secondes. Cette ficelle, qui avait déjà servi à une autre expérience, ne s'est pas altérée.

EXPÉRIENCE V. — Fœtus pesant 2,320 grammes. Bassin normal. Epaule à gauche, dos en avant. Procidence du bras droit écarté à droite.

Premier temps. — Le crochet est introduit en avant et la seconde branche est glissée en arrière.

Deuxième temps. — L'articulation se fait parfaitement et je sens que les branches se touchent en haut par leur extrémité sans interposition de parties molles.

Troisième temps. — La ficelle se met très facilement en mouvement et le cou est complètement sectionné en moins de 10 secondes.

EXPÉRIENCE VI faite par M. BUDIN. — Fœtus de 2,120 grammes. Epaule à droite, dos en arrière. Bras droit procident écarté vers la cuisse gauche.

Premier temps. — M. Budin introduit le crochet en arrière et accroche le cou du fœtus. Il glisse ensuite la seconde branche le long de la ficelle et l'introduit en avant. Il s'assure avec le doigt que les sommets des branches sont au contact.

Deuxième temps. — L'articulation se fait très bien.

Troisième temps. — M. Budin fait d'abord de légers mouvements pour se rendre compte de la marche des poulies ; ensuite il va plus fortement et sectionne le cou en moins de quinze secondes.

B. — Deuxième Groupe d'Expériences

Cou difficilement accessible. Section en écharpe.

EXPÉRIENCE VII. — Fœtus pesant 1,230 grammes. Ce fœtus étant petit je rétrécis le bassin à sept centimètres et demi. Epaule à droite, dos en arrière. Je place le deltoïde sur la marge du détroit, de manière à rendre le cou élevé et difficilement accessible. La main procidente ne dépasse pas la vulve ; avec un lacs je l'écarte fortement vers le côté où se trouve la tête fœtale, à droite, dans le but de *faire bâiller* le creux axillaire où sera placée l'une des branches.

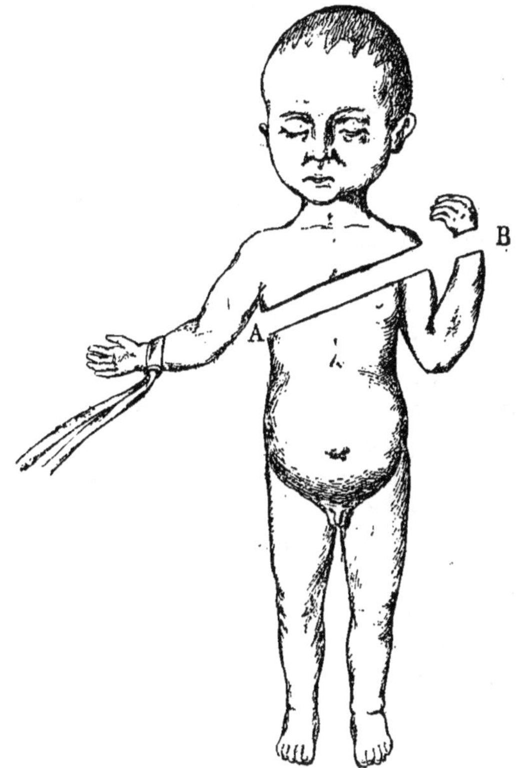

Fig. 4.

Premier temps. — La main gauche arrive à embrasser seulement le sommet du thorax : le pouce en avant et en bas dans le creux axillaire ; l'index en haut et en arrière sur la racine et la nuque ; les trois autres doigts sur le moignon de l'épaule. J'introduis le crochet en arrière et à droite et le fais remonter le long de l'index. En le tournant et l'abaissant j'accroche la région sus-claviculaire, le bec du crochet passant en avant et croisant la clavicule. Je glisse la seconde branche en avant du fœtus, le long du creux axillaire, c'est-à-dire entre le thorax et le bras procident.

Deuxième temps. — L'articulation se fait très bien. Mais les branches s'écartent en haut en forme de V, car, quoique ce fœtus soit petit, la région saisie est plus étendue que le cou du fœtus le mieux développé. Malgré cela la prise du crochet étant solide je commence à opérer.

Troisième temps. — L'aide fixe, serre et tend à rapprocher les deux branches. La ficelle se met en mouvement. Je sens que la section est commencée et que, petit à petit, les tubes se rapprochent. Un léger bruit métallique m'indique que les becs se sont mis au contact. Je continue à manœuvrer et en 25 ou 30 secondes l'enfant est séparé en deux.

Réflexions. — L'examen du fœtus montre que le crochet, appliqué d'abord sur la région sus-claviculaire, a glissé sur la région deltoïdienne. Le fœtus est sectionné obliquement, ou en écharpe, depuis l'aisselle qui regardait en bas jusqu'au moignon de l'épaule qui était située en haut (A.B. *fig.* 4).

La main gauche du fœtus, qui s'était trouvée sous le crochet, a été séparée de l'avant-bras. La figure représente l'obliquité de la section. On y voit que, dans les cas dont cette expérience est un exemple, le bras procident, après la section, restera toujours adhérent au segment correspondant à la tête du fœtus.

Cette expérience est la première qui nous prouve que cet embryotome peut sectionner une région plus étendue que le cou, malgré l'écartement des branches dans leur partie supérieure.

EXPÉRIENCE VIII. — Fœtus pesant 1,530 grammes. Epaule à droite, dos en avant. Je place le deltoïde un peu au-dessus de la marge du détroit. La main gauche procidente dépasse à peine la vulve ; un lacs l'écarte fortement vers la cuisse droite, afin de faire *bâiller* le creux axillaire. Le fœtus étant petit, le bassin avait été rétréci à six centimètres et demi.

Premier temps. — Je fais exercer une pression à travers la paroi abdominale. J'introduis le crochet assez haut, en arrière et un peu à droite. Mais j'éprouve de la difficulté à atteindre la racine du cou pour saisir la région sus-claviculaire. Je n'y insiste pas et, conduit par l'index de la main guide, j'accroche le moignon de l'épaule supérieure. La seconde branche est glissée en avant du fœtus le long du creux auxillaire, le bras procident demeurant libre en avant du tube.

Deuxième temps. — Les manches s'articulent bien, mais les extrémités supérieures de l'instrument se trouvent écartées, comme dans l'expérience précédente, à cause de l'étendue de la région saisie.

Troisième temps. — L'aide fixe d'une main l'instrument et tend à rapprocher les branches. Il n'y a aucune difficulté à donner à la ficelle la première impulsion. A la fin de l'opération, je sens qu'il reste encore sous le crochet une parcelle de parties molles sur laquelle la ficelle-scie n'a pas d'action. Alors je recommande à l'aide de tirer en bas sur l'instrument; cela permet aux parties molles restantes de se tendre contre les lèvres du crochet et de se laisser facilement entamer. La section totale n'a pas duré plus de vingt secondes. La ficelle qui avait servi aux deux autres expériences n'a pas été altérée.

Comme dans l'expérience précédente, nous avons eu ici une section oblique en écharpe, allant du moignon de l'épaule au creux axillaire du côté opposé, le bras procident faisant partie du fragment de la tête.

C. Troisième Groupe d'Expériences.

Cou complètement inaccessible. Section directe du tronc.

Expérience IX. — Fœtus de 1,620 grammes, décapité dans l'expérience I. Bassin rétréci à six centimètres. Epaules à gauche, présentation directe du dos. Pas de procidence.

Premier temps. — L'aide presse à travers l'abdomen. Première branche introduite en arrière et à droite. Bientôt je tourne le bec en avant et pousse le manche contre le périnée, afin de mieux saisir le ventre du fœtus. La seconde branche est glissée derrière le pubis. De la sorte l'anse s'est formée sous le dos du fœtus, dont elle doit d'abord sectionner la colonne vertébrale.

Deuxième temps. — L'articulation se fait bien. Les branches de l'instrument s'écartent à leur partie supérieure.

Troisième temps. — L'aide fixe et tend à rapprocher les

tubes. La ficelle se met facilement en marche. La section des vertèbres se fait sans difficulté. Bientôt les branches se touchent par le bec, et la division en deux du fœtus est complétée en vingt secondes. En retirant l'appareil je remarque qu'une mince parcelle d'intestins et de peau tient encore sous le crochet ; mais une légère traction sur l'instrument suffit pour la rompre.

EXPÉRIENCE X. — Fœtus de 3,170 grammes, décapité dans l'expérience II. Bassin normal. Epaule à gauche, présentation directe du dos, sans procidence.

Premier temps. — J'introduis le crochet en arrière et en haut, je pousse le manche contre le périnée pour conprimer le flanc du fœtus et mieux saisir l'abdomen. — La seconde branche est glissée derrière le pubis.

Deuxième temps. — L'articulation est bonne, mais l'écartement des branches est assez prononcé.

Troisième temps. — La ficelle se met en marche très facilement. Je sens que la section est commencée ; mais au bout de quelques instants le bruit de scie disparaît et la ficelle marche pendant deux minutes sans rien couper. Pour m'expliquer cette anomalie, j'ouvre l'abdomen, je désarticule et je trouve les flancs du fœtus sectionnés complètement et une simple rainure sur le corps d'une vertèbre lombaire. Détail important : sur une étendue de 20 centimètres la ficelle est totalement dénudée de son fil de fer, dont les spires se sont tassées à droite et à gauche. C'est pourquoi la ficelle, privée de l'agent qui fait fonction de scie, marchait sans pouvoir termi-la section de la colonne.

Je passe dans l'embryotome une nouvelle ficelle-scie et je le réapplique dans les mêmes conditions, en ayant soin de placer l'anse dans le sillon déjà tracé de la vertèbre. Je puis de la sorte continuer la section et la terminer en 15 secondes. Les branches se sont rapprochées et aucune parcelle de peau n'est restée au-dessus du crochet.

Réflexions. — La première ficelle-scie avait déjà servi à trois autres expériences, c'est pourquoi le fil de fer s'est cassé sur des vertèbres très ossifiées. Ajoutons que cette expérience, quoique classée dixième dans les groupes, a été faite une des premières, c'est-à-dire lorsque la poulie très défectueuse dont j'ai déjà parlé n'avait pas encore été modifiée.

Expérience XI. — Fœtus pesant 1,120 grammes. Bassin rétréci à 4 centimètres et demi. Par une pression forte et continue j'arrive à plier le tronc en deux en le tassant dans l'aire du détroit. La tête est fortement ramenée au-dessus du pubis.

Premier temps. — Le crochet est introduit en arrière et à *droite.* J'imprime au bec des mouvements en avant pour me faire du jour en refoulant le fœtus et non en contusionnant le promontoire. Quand je sens que le crochet est à l'aise, je le retourne en avant, je tire en bas et j'accroche le tronc sans savoir exactement quel point précis j'ai saisi. — La seconde branche est introduite en avant et à *gauche,* car, à cause du grand retrécissement, l'articulation se fera suivant un diamètre oblique, comme cela a eu lieu dans l'expérience IV.

Deuxième temps. — Les manches s'articulent bien, mais les branches se trouvent écartées par en haut.

Troisième temps. — L'aide fixe l'instrument. L'impulsion est facilement donnée à la ficelle. Les branches se rapprochent graduellement jusqu'au contact et la section est terminée en 20 secondes. Le tronc du fœtus est divisé suivant une ligne oblique allant du flanc droit au sein gauche.

Expérience XII. — Fœtus pesant 1,800 grammes. Bassin normal, épaule à gauche, présentation de la région latérale droite du fœtus.

Premier temps. — Le crochet est introduit en arrière.

La seconde branche est glissée en avant.

Deuxième temps. — Bonne articulation. Branches écartées en haut.

Troisième temps. — Section terminée en moins de dix secondes. — En touchant pour extraire les deux fragments fœtaux, je m'aperçois qu'ils restent unis par une portion de parties molles large comme deux doigts. Je réapplique le crochet et je sectionne le tout en deux ou trois mouvements.

Réflexions. — A la première application, l'instrument ayant sectionné les vertèbres et la plus grande partie du tronc, une seconde application n'était pas indispensable pour permettre l'extraction du fœtus. — Le même phénomène a eu lieu dans l'expérience suivante.

Expérience XIII, faite en présence de M. Budin. — Fœtus décapité par M. Budin dans l'Expérience VI. M. Budin le place transversalement, le dos directement en bas; il laisse l'abdomen ouvert et n'exerce aucune pression sur le fœtus afin de voir comment se passeront les choses.

Premier temps. — J'introduis le crochet en arrière et en haut, puis je tire un peu en bas tout en poussant le manche contre le périnée. Nous remarquons ainsi que le crochet s'enfonce dans l'abdomen en le déprimant fortement. La seconde branche est introduite en avant du fœtus.

Deuxième temps. — L'articulation se fait bien. Les branches s'écartant à leur partie supérieure.

Troisième temps. — L'aide fixe et rapproche les branches. La section de la colonne vertébrale et de la plus grande partie du tronc est faite et les branches se trouvent rapprochées jusqu'au contact. Nous voyons qu'une parcelle de parties molles a échappé à la section. M. Budin fait remarquer que l'extraction du fœtus est possible sans sectionner le pont mou qui unit les deux fragments, cependant je fais une seconde application et je divise ce qui reste en deux ou trois mouvements.

Réflexions. — Cette expérience, ainsi que la précédente, montrent que parfois il faut faire deux applications pour opérer la section du tronc ; mais que la seconde application n'a pas grande importance, car elle a pour but de sectionner une parcelle de parties molles qui n'aurait pas empêché l'extraction du fœtus, dont la colonne vertébrale a déjà été entamée.

Les considérations dans lesquelles je suis entré à propos du manuel opératoire de l'instrument et de son application sur le cou et sur le tronc, enfin les détails et les réflexions qui accompagnent les expériences des trois groupes, me dispensent de consacrer un chapitre spécial à l'examen critique de ces dernières. Ce serait tomber dans des redites inutiles. C'est pourquoi je m'empresse de clore ce mémoire en donnant ci-dessous les conclusions que je crois devoir en tirer en faveur du nouvel embryotome.

CONCLUSIONS.

1° — La difficulté obstétricale, qui consistait à passer la ficelle par-dessus le cou du fœtus, est complètement écartée ;

2° — L'instrument est beaucoup plus simple, car il ne comprend que deux pièces ;

3º — Il y a dans le manuel opératoire un temps de moins. Ce qui, ajouté aux avantages précédents, rend l'opération plus simple et moins longue;

4º — L'instrument, à part son application facile sur le cou (expériences I à VI), peut aussi être employé avec succès sur toutes les régions du tronc :

Soit sur le sommet du thorax, qu'il sectionnera obliquement en écharpe (expériences VII et VIII et *figure* 4).

Soit sur toute autre partie du tronc, qu'il divisera suivant une ligne plus ou moins transversale (expériences IX à XIII).

Appliqué sur ces régions dont l'étendue dépasse la capacité du crochet, il peut se faire que la section ne soit pas totale à la première application (expériences XII et XIII dans lesquelles l'embryotome fut appliqué au niveau de l'abdomen). — Mais la plus grande partie du tronc et surtout la colonne vertébrale étant sectionnées dès cette première application, le fœtus peut très bien être extrait sans avoir recours à une seconde. Celle-ci, du reste, si l'on veut s'y soumettre, sera très facile, vu que la portion de parties molles qui reste intacte est entamée en deux ou trois mouvements de la ficelle;

5º — Aucune pièce de bois n'entrant dans la construction de cet embryotome, qui est tout en acier, il satisfait à toutes les exigences modernes de l'antisepsie : Les solutions antiseptiques, l'étuve, le jet d'une flamme d'alcool à travers les fenêtres, assurent la propreté la plus complète. L'instrument étant nickelé, cette propreté est plus facile à entretenir, et les poulies se trouvent par le même fait à l'abri de la rouille.

6º — Il faut ajouter que cet embryotome pèse seulement 470 grammes, et que, malgré cette légèreté, il a subi treize expériences sans éprouver la moindre détérioration.

Dr B. NARICH.

PARIS. — IMP. V. GOUPY ET JOURDAN, RUE DE RENNES 71.